Nils Käuler · Torsten te Paß

FAMILIENGLÜCK ABSICHERN

Schutz beginnt mit Wissen – die besten Tipps für deine Familie

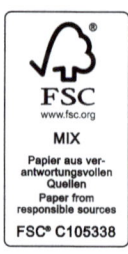

IMPRESSUM

FAMILIENGLÜCK ABSICHERN
Autoren: Torsten te Paß & Nils Käuler

Anschrift:
Am Rahmer Bach 50 B
47269 Duisburg
Deutschland

Verantwortlich für den Inhalt nach § 55 Abs. 2 RStV:
Torsten te Paß & Nils Käuler

Alle Angaben in diesem Buch wurden nach bestem Wissen und Gewissen sorgfältig recherchiert und zusammengestellt. Die Quellenangaben und weiterführenden Hinweise sind im jeweiligen Kapitel sowie im Anhang des Buches aufgeführt. Für die Richtigkeit, Vollständigkeit und Aktualität der Inhalte kann trotz sorgfältiger Prüfung keine Haftung übernommen werden.

Bildnachweise:
Titelfoto Adobe Stock | Q STOCK
Seite 36 Adobe Stock | Robert Kneschke
Alle weiteren Fotos KI-generiert mit Photoshop

© 2025 Torsten te Paß & Nils Käuler

ISBN: 978-3-7693-7794-1

Verlag: BoD · Books on Demand GmbH, Überseering 33, 22297 Hamburg, bod@bod.de
Druck: Libri Plureos GmbH, Friedensallee 273, 22763 Hamburg

INHALT

VORWORT

SICHERHEIT FÜR DEINE FAMILIE BEGINNT MIT KLUGER VORSORGE

Als junge Familie gibt es jeden Tag unzählige Dinge zu organisieren: Der Alltag mit Kindern, die Arbeit, vielleicht ein Eigenheim oder die nächste Urlaubsplanung. Inmitten all dieser Aufgaben fühlt es sich oft so an, als läge der Gedanke an Vorsorge und Absicherung noch in weiter Ferne. Doch was, wenn das Leben plötzlich eine unerwartete Wendung nimmt?

Wir alle wünschen uns, dass unsere Familien sicher und geschützt sind – nicht nur heute, sondern auch in der Zukunft. Doch viele unterschätzen, wie schnell eine Krankheit, ein Unfall oder ein finanzieller Engpass zur Belastungsprobe werden kann. Genau hier setzen wir an.

Wir, Torsten te Paß und Nils Käuler, haben dieses Buch geschrieben, um dir und deiner Familie die Werkzeuge an die Hand zu geben, mit denen ihr euch bestmöglich absichern könnt – unkompliziert, strukturiert und praxiserprobt. Unsere jahrelange Erfahrung in den Bereichen Versicherungen, Finanzplanung und Krisenvorsorge hat uns gezeigt: Gute Vorbereitung schafft nicht nur Sicherheit, sondern auch Freiheit. Freiheit, sich keine Sorgen um die Zukunft machen zu müssen. Freiheit, sich auf das Hier und Jetzt zu konzentrieren und das Leben mit seinen Liebsten in vollen Zügen zu genießen.

Unser Wissen basiert nicht nur auf Theorie, sondern auf echten Erfahrungen: Wir haben in unserer beruflichen Laufbahn unzählige Menschen beraten, die plötzlich vor finanziellen oder organisatorischen Herausforderungen standen. Familien, die sich fragten, wie sie ohne das Einkommen eines Elternteils zurechtkommen sollen. Eltern, die nicht wussten, wer Entscheidungen für sie trifft, wenn ihnen etwas zustößt. Diese Erlebnisse haben uns gezeigt, wie wichtig eine vorausschauende Planung ist.

Mit diesem Buch möchten wir dir helfen, frühzeitig Ordnung und Struktur in deine finanzielle und rechtliche Vorsorge zu bringen. Denn wenn du heute kluge Entscheidungen triffst, wirst du und deine Familie morgen davon profitieren. Unsere Mission ist es, dass ihr euch in jeder Lebenslage sicher fühlt – mit klaren Handlungsempfehlungen, einfachen Erklärungen und direkt umsetzbaren Tipps.

Lass uns gemeinsam dafür sorgen, dass du deine Familie optimal absicherst. Denn Vorsorge bedeutet nicht Angst vor der Zukunft – sondern die Gewissheit, dass du in jeder Situation handlungsfähig bleibst.

WARUM DIESES BUCH?

Dieses Buch ist unser gemeinsames Projekt, um dir zu zeigen, wie einfach und effizient Vorsorge sein kann, wenn du die richtigen Werkzeuge nutzt. Wir möchten dir einen praktischen Leitfaden an die Hand geben, der alle Lebenslagen abdeckt: von der Geburt eines Kindes über den Hauskauf bis hin zur Pflege von Angehörigen.

Unsere Mission ist es, dir die Möglichkeit zu geben, dein Leben bewusster und sicherer zu gestalten. Denn wir sind überzeugt: Wer seine Familie liebt, sorgt vor – und schafft damit die Grundlage für ein sorgenfreies Leben.

VIEL FREUDE BEIM LESEN UND UMSETZEN!

Nils Käuler & Torsten Te Paß

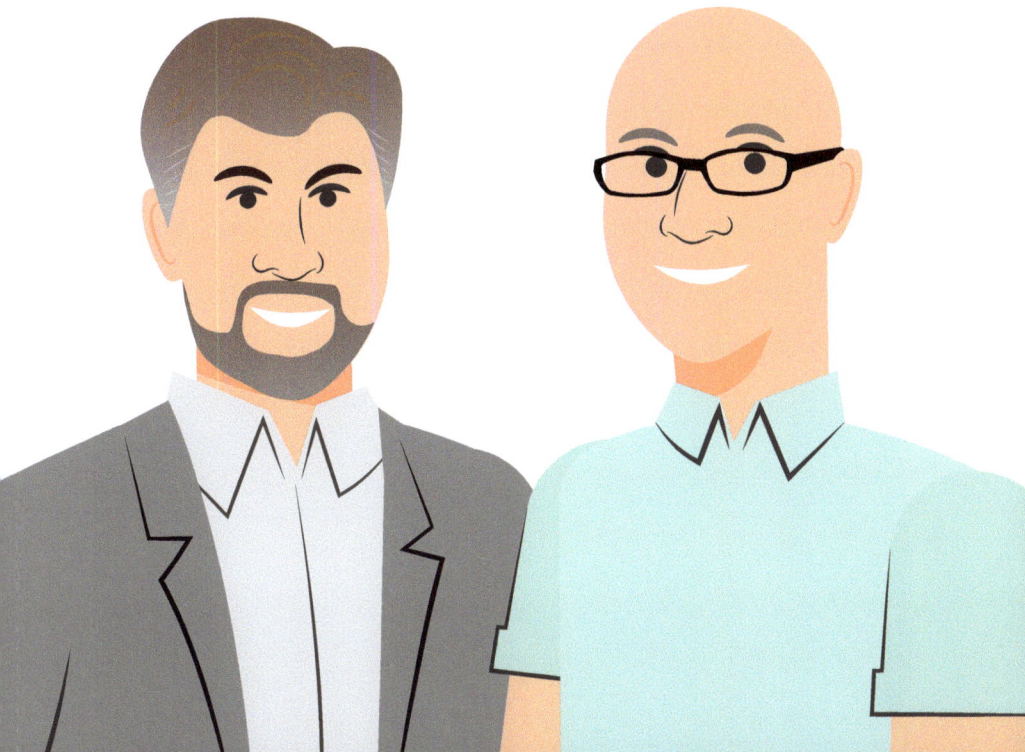

NILS KÄULER

Ich bin 48 Jahre alt, Diplom-Wirtschaftsjurist und
Versicherungsfachmann mit über 25 Jahren Berufs-
erfahrung. Als mittlerer von drei Brüdern und
begeisterter Eishockeyspieler habe ich früh gelernt,
wie wichtig Absicherung ist – sowohl im Sport als
auch im Leben.

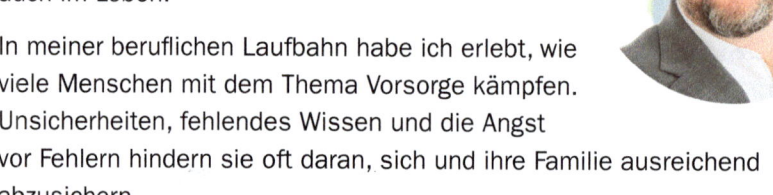

In meiner beruflichen Laufbahn habe ich erlebt, wie
viele Menschen mit dem Thema Vorsorge kämpfen.
Unsicherheiten, fehlendes Wissen und die Angst
vor Fehlern hindern sie oft daran, sich und ihre Familie ausreichend
abzusichern.

Durch die Zusammenarbeit mit Torsten und die Nutzung des Portals Geras24
wurde mir klar, wie moderne Technologie helfen kann, Vorsorge einfacher und
zugänglicher zu machen. Mein Ziel ist es, Menschen offen und ehrlich zu
beraten und sie dabei zu unterstützen, ihre Familien optimal zu schützen.

TORSTEN TE PAß

Mit 50 Jahren blicke ich auf eine Karriere von über 25 Jahren in der Event- und Lifestyle-Gastronomie sowie als Berater und Coach zurück. Beruflich habe ich gelernt, wie wichtig klare Strukturen und ein starkes Netzwerk sind. Doch im eigenen familiären Alltag wurde mir bewusst, wie oft diese Prinzipien auf der Strecke bleiben.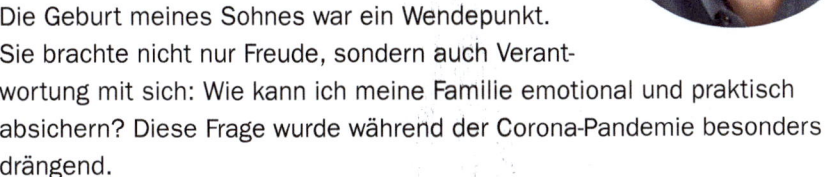

Die Geburt meines Sohnes war ein Wendepunkt. Sie brachte nicht nur Freude, sondern auch Verantwortung mit sich: Wie kann ich meine Familie emotional und praktisch absichern? Diese Frage wurde während der Corona-Pandemie besonders drängend.

Persönliche Erfahrungen, wie der Verlust wichtiger Dokumente nach einem Hausbrand meiner Eltern oder die Flutkatastrophe im Ahrtal, haben mir gezeigt, wie entscheidend Vorsorge und Ordnung sind. Daraus entstand dasdigitale Portal Geras24 – eine Lösung, die Familien hilft, Dokumente zu organisieren und jederzeit darauf zuzugreifen.

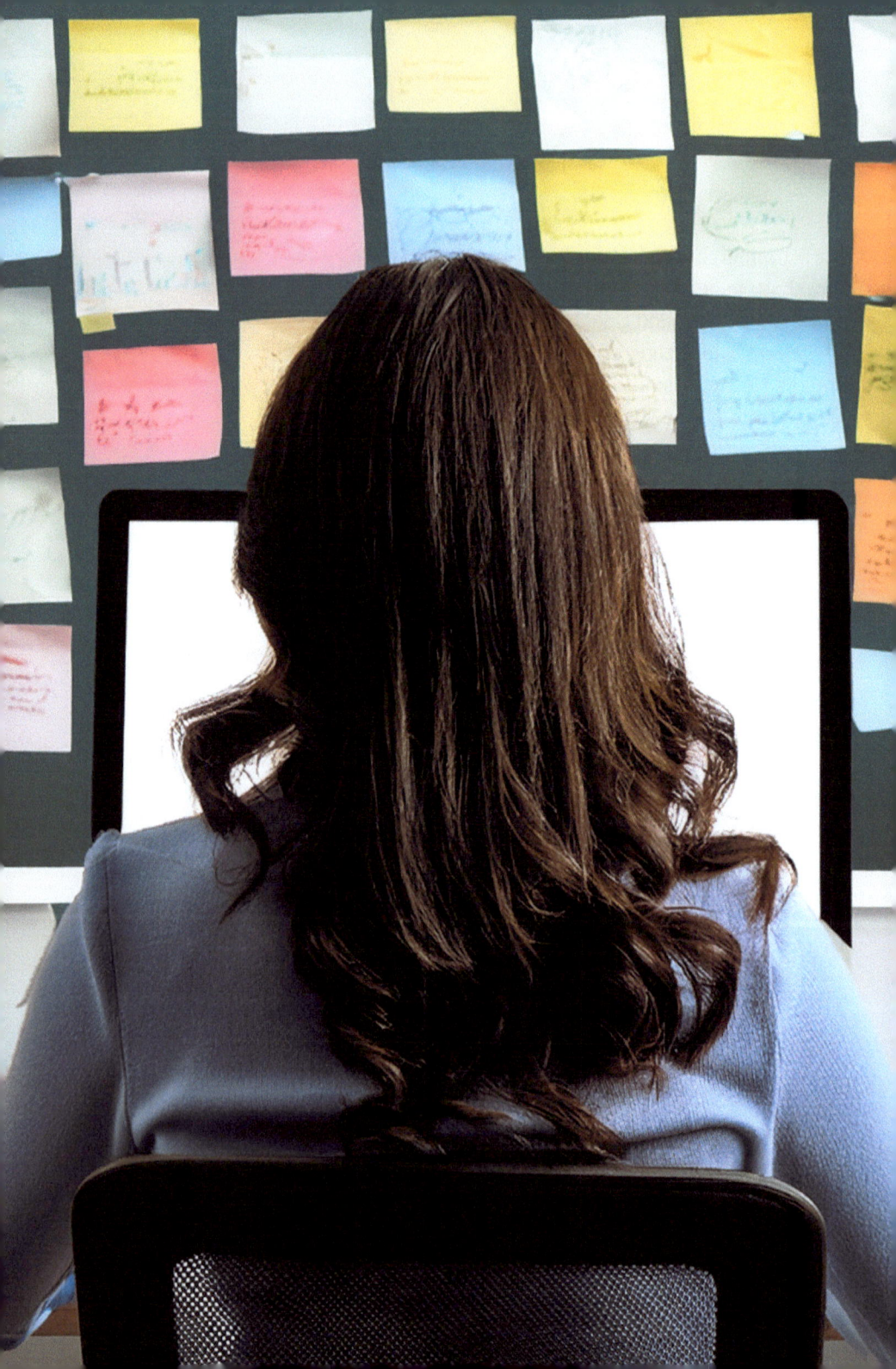

Kapitel 1

ZEHN FALSCHE STRATEGIEN

DIE 10 GRÖSSTEN IRRTÜMER BEI VORSORGE & ABSICHERUNG – AUS 30 JAHREN ERFAHRUNG

Fast 30 Jahre in der Beratung zeigen: Viele Menschen verlassen sich auf Halbwissen oder falsche Annahmen – und stehen im Ernstfall ohne ausreichenden Schutz da. Die folgenden echten Fälle aus der Praxis zeigen, wie wichtig es ist, rechtzeitig und richtig vorzusorgen.

„ICH BIN JUNG, MIR PASSIERT DAS DOCH NICHT."

Viele junge Menschen glauben, dass sie nicht frühzeitig vorsorgen müssen, weil sie sich gesund und unverwundbar fühlen. Doch das Leben hält oft unvorhersehbare Wendungen bereit.

PRAXISBEISPIEL

Max (28) liebt das Adrenalin. Er ist Mountainbiker, Marathonläufer, topfit. Sein Körper ist sein Kapital – nicht nur im Sport, sondern auch in seinem Job als Trainer. Dann passiert das Undenkbare: Ein Moment der Unachtsamkeit, ein Sturz im Gelände, ein Aufprall, der alles verändert. Diagnose: Querschnittslähmung. Von einem Tag auf den anderen kann Max seinen Beruf nicht mehr ausüben. Kein Einkommen. Keine finanzielle Absicherung. Seine Ersparnisse? Reichen nicht lange. Seine Familie muss einspringen, sein Leben fühlt sich plötzlich nicht mehr nach seinem eigenen an. Und dann kommt der Moment der Erkenntnis: Eine Berufsunfähigkeitsversicherung hätte ihm monatlich eine Rente gesichert. Er hätte seine Wohnung behalten, eine gute Reha bekommen – vielleicht sogar irgendwann wieder unabhängig leben können. Aber jetzt? Jetzt bleibt ihm nur das Gefühl, zu spät gehandelt zu haben. Ich bin jung, mir passiert das doch nicht. Viele junge Menschen glauben, dass sie nicht frühzeitig vorsorgen müssen, weil sie sich gesund und unverwundbar fühlen. Doch das Leben hält oft unvorhersehbare Wendungen bereit.

„EINE LEBENSVERSICHERUNG IST GENUG."

Viele Menschen denken, dass eine Lebensversicherung alleine ausreicht, um alle Risiken abzudecken. Doch sie sichert nur den Todesfall ab – nicht das Leben.

PRAXISBEISPIEL

Anna, 35 Jahre alt, alleinerziehende Mutter, hat eine Lebensversicherung abgeschlossen, um ihre Kinder abzusichern. Doch als sie durch einen schweren Bandscheibenvorfall für mehrere Monate nicht arbeiten kann, hilft ihr diese Police nicht. Sie hätte eine Berufsunfähigkeitsversicherung gebraucht, um ihren Lebensunterhalt zu sichern. Zusätzlich wird ihr klar, dass sie keine Pflegevorsorge hat, obwohl ihre Eltern zunehmend gesundheitliche Probleme haben. In der Praxis sehen wir oft, dass Menschen nicht ganzheitlich denken und dadurch existenzielle Lücken in ihrer Absicherung haben.

„ICH BRAUCHE KEIN TESTAMENT, DAS REGELT SICH VON SELBST."

Viele Menschen glauben, dass ihre Erbangelegenheiten ohne ein Testament nach ihren Wünschen geregelt werden. Doch ohne Testament gilt die gesetzliche Erbfolge – oft mit unerwarteten Konsequenzen.

PRAXISBEISPIEL

Thomas, 55, unverheiratet, geht davon aus, dass sein langjähriger Lebenspartner automatisch alles erbt. Doch nach seinem plötzlichen Tod stellt sich heraus, dass entfernte Verwandte erbberechtigt sind. Der Lebenspartner wird vor vollendete Tatsachen gestellt und muss aus dem gemeinsamen Haus ausziehen. Hätte Thomas ein Testament erstellt, hätte er seinen Partner vor dieser Situation bewahren können.

„MEINE FAMILIE WIRD SCHON WISSEN, WAS ZU TUN IST."

Ohne klare Vorgaben kann es zu Streitigkeiten und unklaren Entscheidungen kommen.

PRAXISBEISPIEL

Lisa, 45, fällt nach einem schweren Autounfall ins Koma. Ihre Familie ist sich uneinig, wer Entscheidungen über ihre medizinische Behandlung treffen darf. Ein langwieriger Rechtsstreit beginnt, der viel Zeit und Geld kostet. Eine Patientenverfügung und Vorsorgevollmacht hätten nicht nur Klarheit geschaffen, sondern auch die Familie entlastet. Gerade in der Praxis sehen wir, dass solche Fälle häufiger auftreten, als viele glauben.

„MEINE KRANKENVERSICHERUNG REICHT AUS."

Die gesetzliche Krankenversicherung deckt nicht alle Risiken ab.

PRAXISBEISPIEL

Michael, 50, wird mit einer seltenen Krankheit diagnostiziert, für die es eine vielversprechende Behandlung gibt – aber die Krankenkasse zahlt nicht. Die Familie muss privat für die Therapiekosten aufkommen, die sich auf mehrere zehntausend Euro belaufen. Hätte Michael frühzeitig eine private Zusatzversicherung abgeschlossen, wäre diese Belastung vermeidbar gewesen. Gerade solche Fälle aus der Praxis zeigen, wie schnell ein gesundheitliches Problem auch ein finanzielles Problem wird.

„ICH BRAUCHE KEINE BERUFSUNFÄHIGKEITSVERSICHERUNG."

Viele Menschen verlassen sich auf die staatliche Absicherung – doch diese reicht oft nicht aus.

PRAXISBEISPIEL

Sebastian, 40, hat sich seinen Traum erfüllt. Als IT-Spezialist arbeitet er flexibel von überall, baut mit seiner Familie ein Haus und genießt das Leben. Dann fangen seine Hände an zu zittern. Erst nur gelegentlich, dann immer häufiger. Irgendwann kann er keine Maus mehr bedienen, keine Zeile Code mehr schreiben. Die Diagnose: eine seltene Nervenkrankheit, die seine Feinmotorik zerstört.

„ALTERSVORSORGE? ICH HABE DOCH DIE GESETZLICHE RENTE."

Die gesetzliche Rente reicht oft nicht aus, um den gewohnten Lebensstandard zu halten.

PRAXISBEISPIEL

Petra, 60, hat ihr Leben lang gearbeitet. Sie freut sich auf ihren Ruhestand, träumt von Reisen, davon, ihre Enkel öfter zu sehen. Doch dann kommt der Rentenbescheid: nur 50 % ihres letzten Einkommens. Ihr Traum vom sorgenfreien Leben platzt. Die Fixkosten sind zu hoch, sie muss Abstriche machen. Hätte sie privat vorgesorgt, hätte sie sich ihren Ruhestand so gestalten können, wie sie es sich gewünscht hat.

„PFLEGE? ICH WERDE SCHON NICHT PFLEGEBEDÜRFTIG."

Viele Menschen unterschätzen die Wahrscheinlichkeit und Kosten einer Pflegebedürftigkeit.

PRAXISBEISPIEL

Karl, 67, ist immer aktiv gewesen. Doch dann kommt der Schlaganfall. Plötzlich braucht er rund um die Uhr Hilfe. Seine Frau gibt alles, um ihn zu unterstützen, aber sie ist überfordert. Die gesetzliche Pflegeversicherung deckt nur einen Bruchteil der Kosten. Bald sind alle Ersparnisse aufgebraucht, die Familie steht vor einer schweren Entscheidung: Sollen sie ihr Zuhause verkaufen, um Karls Pflege zu finanzieren? Eine private Pflegezusatzversicherung hätte all das verhindern können.

„ICH BIN PRIVAT HAFTPFLICHTVERSICHERT, DAS REICHT DOCH."

Die private Haftpflichtversicherung deckt nicht alle Risiken ab.

PRAXISBEISPIEL

Julia, 32, betreibt eine kleine Werkstatt. Sie liebt ihre Arbeit, steckt ihr Herzblut in jedes Projekt. Dann passiert es: Ein Kunde verletzt sich schwer an einer ungesicherten Maschine. Er verklagt Julia auf Schadensersatz. Ihre private Haftpflichtversicherung greift nicht, weil es sich um eine berufliche Angelegenheit handelt. Ohne Betriebshaftpflichtversicherung steht sie vor dem finanziellen Ruin. Ein Moment der Unachtsamkeit kostet sie fast ihre Existenz.

„ICH BRAUCHE KEINE RECHTSSCHUTZVERSICHERUNG."

Ein Rechtsstreit kann schnell teuer werden.

PRAXISBEISPIEL

Frank, 38, lebt mit seiner Familie in einer Mietwohnung. Plötzlich flattert eine drastische Mieterhöhung ins Haus. Er ist sicher, dass das unzulässig ist, doch ohne Rechtsschutzversicherung kann er sich keinen Anwalt leisten. Der Vermieter weiß das und nutzt die Situation aus. Frank bleibt nichts anderes übrig, als zähneknirschend zu zahlen oder umzuziehen. Hätte er eine Rechtsschutzversicherung gehabt, hätte er für sein Recht kämpfen können.

DEIN LEBEN, DEINE VERANTWORTUNG

Sichere dich und deine Familie ab, bevor das Leben entscheidet.
Wir helfen dir dabei.

FAZIT

Diese Praxisbeispiele zeigen, dass eine umfassende finanzielle Vorsorge essenziell ist, um sich und seine Familie vor unvorhersehbaren Risiken zu schützen. Wer sich frühzeitig absichert, kann finanzielle Sorgen vermeiden und unvorhergesehene Ereignisse besser bewältigen.

Kapitel 2

KRISEN ALS CHANCEN NUTZEN

Krisen sind oft unerwartet und können unser Leben auf den Kopf stellen. Sie bringen uns an unsere Grenzen, werfen Pläne über den Haufen und stellen scheinbar sichere Fundamente infrage. Doch inmitten dieser Herausforderungen liegt auch eine selten erkannte Chance: die Möglichkeit, innezuhalten, neu zu bewerten und gestärkt daraus hervorzugehen. Krisen zwingen uns, flexibel zu denken, aus Routinen auszubrechen und neue Perspektiven zu gewinnen.

DIE HERAUSFORDERUNGEN DER CORONA-PANDEMIE

Ein Beispiel für eine globale Krise, die sowohl gesellschaftlich als auch persönlich Auswirkungen hatte, ist die Corona-Pandemie. Sie zwang uns alle, uns neu zu orientieren. Geschäfte schlossen, Reisen wurden unmöglich und persönliche Kontakte mussten auf ein Minimum reduziert werden. Gleichzeitig war sie eine Chance, neue Lösungen für Herausforderungen zu finden, die vorher kaum vorstellbar waren.

Stell dir vor, du befindendest dich in einer unerwarteten Krise: Ein dringender beruflicher Wechsel ins Ausland, ein Einbruch in Ihr Zuhause oder ein gestohlenes Auto im Urlaub. In diesen Situationen wird klar, wie wichtig es ist, schnell zu reagieren und sich anzupassen. Genau solche Szenarien offenbaren, wie entscheidend Vorsorge, Organisation und die Fähigkeit sind, flexibel zu handeln.

PERSÖNLICHE ERFAHRUNGEN: KRISEN IM BERUF MEISTERN

Als Versicherungsmakler und Geschäftsführer lebte ich von persönlichen Gesprächen mit Kunden. Vertrauen aufzubauen und über sensible Themen wie Einkommensabsicherung oder Vorsorge zu sprechen, war der Kern meiner

Arbeit. Doch mit Beginn der Pandemie brach dies plötzlich weg. Persönliche Treffen wurden unmöglich, und ich musste Wege finden, Vertrauen in einer rein digitalen Welt aufrechtzuerhalten.

In den ersten Monaten war das eine enorme Herausforderung. Viele Gespräche mit meinen Kunden waren von Unsicherheit geprägt. Einige sagten: „Nils, ich weiß nicht, ob ich morgen noch einen Job habe. Komm mir jetzt bloß nicht mit Versicherungen." Dennoch war genau das der Moment, in dem ich zeigen konnte, dass Vorsorge keine reine Formalität, sondern echte Unterstützung ist – gerade in unsicheren Zeiten. Durch diese Erfahrungen lernte ich, Krisen als Chancen zu begreifen und neue Wege zu beschreiten.

DER WENDEPUNKT: DIE BEGEGNUNG MIT TORSTEN

Inmitten dieser turbulenten Zeit traf ich Torsten – ein Treffen, das alles veränderte. Es war ein Zufall: Meine Nichte und Torstens Sohn spielten im selben Eishockeyteam und wir kamen ins Gespräch. Schnell stellte sich heraus, dass wir nicht nur vor ähnlichen Herausforderungen standen, sondern auch ähnliche Werte teilten.

Torsten erzählte mir von seiner Vision, die aus eigenen Krisenerfahrungen hervorging. Anfangs war ich skeptisch: „Nicht schon wieder irgendeine Makler-App," dachte ich. Doch als er mir Geras24 vorstellte, wurde mir klar, dass dies etwas Einzigartiges war.

TORSTENS PERSÖNLICHE ERFAHRUNG:
EIN HAUSBRAND UND SEINE FOLGEN

Torsten berichtete von einem einschneidenden Erlebnis: dem Hausbrand seiner Eltern. Die frisch renovierte Wohnung, gerade erst in den Ruhestand gezogen – und dann das. Innerhalb weniger Stunden war alles zerstört. Dokumente, Rechnungen, Versicherungsunterlagen – alles verloren. Der Wiederaufbau wurde dadurch erheblich erschwert.
Während die Familie noch mit den Folgen kämpfte, kam ein Anruf aus dem Krankenhaus: „Welche Medikamente nimmt Ihr Vater?" Torsten wusste es

nicht. Diese Hilflosigkeit prägte ihn nachhaltig. Er schwor sich, eine Lösung zu finden, die solchen Situationen vorbeugt. Heute hat er alle wichtigen Daten in Geras24 hinterlegt. „Ob ich im Urlaub bin oder auf einer Geschäftsreise – ich kann auf alles zugreifen und sofort reagieren. Das gibt mir Sicherheit, die ich vorher nicht hatte."

DIE LÖSUNG: GERAS24

Geras24 ist mehr als eine digitale Plattform – es ist ein Werkzeug, um das Leben zu organisieren und auf alle Eventualitäten vorbereitet zu sein. Es ermöglicht das sichere Speichern von Unterlagen wie Versicherungsdokumenten, Verträgen und Rechnungen. Gleichzeitig bietet es Ratgeber, die in Krisensituationen klare Handlungsschritte aufzeigen.

Besonders innovativ ist die Möglichkeit, Vertrauenspersonen festzulegen. Diese können im Ernstfall auf die notwendigen Daten zugreifen und helfen, rasch zu handeln. Für viele Menschen ist das eine große emotionale Entlastung.

KRISEN ALS CHANCE BEGREIFEN

Die Pandemie hat uns gelehrt, wie schnell sich das Leben ändern kann. Doch sie hat auch gezeigt, dass wir anpassungsfähig sind. Torsten und ich haben gelernt, dass Krisen nicht nur Herausforderungen, sondern auch Chancen sind. Mit Geras24 wollen wir Menschen unterstützen, besser vorbereitet zu sein und Krisen mit einem strukturierten Ansatz zu begegnen.

Ob durch persönliche Erlebnisse wie einen Hausbrand oder globale Herausforderungen wie die Pandemie – es ist nie zu spät, Verantwortung zu übernehmen. Geras24 bietet die Grundlage, um Chaos in Struktur zu verwandeln und ein Stück Sicherheit in den Alltag zu bringen. Wer bereit ist, sich den Herausforderungen des Lebens zu stellen, wird erkennen, dass jede Krise auch eine Chance birgt.

Kapitel 3

GERAS24 – DER DIGITALE HELFER

WAS IST GERAS24?

Geras24 ist dein digitaler Helfer, mit dem du gemeinsam all deine persönlichen Dokumente und Unterlagen organisieren kannst. Es bietet dir die Möglichkeit, persönliche Botschaften wie Bilder, Briefe oder Videos sicher hochzuladen. Aus eigener Erfahrung weiß ich, wie wichtig das ist: Nach dem Hausbrand meiner Eltern waren viele Dokumente und Erinnerungen unwiederbringlich verloren.

 **CHECKLISTE**: Mit unserer Checkliste behältst Du im Todesfall den Überblick.

 **VORTEILSPARTNER**: Profitiere von exklusiven und einzigartigen Preisvorteilen. Wir setzen uns für dich ein!

 **PERSÖNLICHE BOTSCHAFTEN:** Verfasse und hinterlege persönliche Botschaften für deine Liebsten.

 **VERTRAUENSPERSONEN**: Lege Vertrauenspersonen fest, welche im Notfall auf dein Konto zugreifen können.

 **PERSÖNLICHE UNTERLAGEN**: Speichere und verwalte all deine persönlichen Unterlagen. Jederzeit griffbereit nund vor Verlust geschützt.

 **DER LETZTE WUNSCH**: Nimm deinen Liebsten die schwere Entscheidung ab, was nach deinem Tod mit dir geschehen soll.

 **DOKUMENTVORLAGEN**: Alle wichtigen Vorlagen für dein Leben an einem Ort. Rechtsgültig und immer aktuell.

 **TRESOR**: Ein besonders wichtiger Ort für all deine Dokumente und die unserer Partner.

 **ALLEATO**: Verwalte deine Versicherungen mit unserem starken Partner alleato assekuranzmakler GmbH.

Viele sagen: „Ich habe das alles auf meinem Handy." Das mag stimmen, aber was passiert, wenn das Handy verloren geht oder – wie im Fall eines guten Freundes – es sich um ein Firmenhandy handelt, das bei seinem Tod direkt zurückgegeben werden musste? Es dauerte Wochen, bis die privaten Fotos und Daten wiederhergestellt waren. Andere setzen auf Cloud-Lösungen. Doch Geras24 ist eine deutsche Plattform, die auf deutschen Servern liegt und höchste Sicherheitsstandards erfüllt. Deshalb empfehle ich Geras24. Mit Geras24 kannst du deine Dokumente einfach sortieren: von Versicherungsunterlagen über Bankkonten bis hin zu Immobilienverträgen wie Miet- oder Kaufverträgen. Mit wenigen Klicks kannst du individuelle Kategorien erstellen, z. B. „Sportverein Markus" oder „Sportverein Melina". So bleibst du flexibel und behältst den Überblick.

Darüber hinaus bietet Geras24 zahlreiche Vorlagen, Ratgeber und Vordrucke. Wir ersetzen keine Rechtsberatung, arbeiten aber mit Partnern zusammen, die dir rechtliche Unterstützung bieten können. Der Zugriff auf deine Dokumente ist von überall auf der Welt möglich, sodass du jederzeit vorbereitet bist. Unsere Ratgeber helfen dir dabei, einfach und strukturiert vorzugehen.

VERTRAUENSPERSONEN UND SICHERHEIT

Ein besonderes Highlight ist die Möglichkeit, Vertrauenspersonen anzulegen. Das kann der Lebenspartner, die Eltern, die Kinder oder auch ein enger Freund, Rechtsanwalt oder Steuerberater sein. Solltest du einmal ausfallen, können diese Personen Zugang erhalten und dir wichtige Angelegenheiten abnehmen. Bereits die Auseinandersetzung mit diesem Thema zeigt dir, ob du perfekt organisiert bist oder noch Lücken hast.

Selbst ich habe beim Schreiben dieses Buches gemerkt, dass es bei mir noch Optimierungsbedarf gibt. Diese Erkenntnis ist Gold wert – denn nur so kannst du dich optimal absichern.

Geras24 nutzt eine Zwei-Faktor-Authentifizierung, und du kannst die Sicherheitsstandards selbst festlegen. Damit ist Geras24 das Portal der Zukunft, um deine Dokumente sicher und einfach zu verwalten.

TESTE GERAS24 JETZT KOSTENLOS

Wenn du neugierig bist, musst du nicht auf das Ende dieses Buches warten. Gehe direkt auf **www.geras24.de**, registriere dich kostenlos und gib unter „Mitgliedschaft" den Code **alleato** ein.
Nils schenkt dir 12 Monate kostenlose Mitgliedschaft.

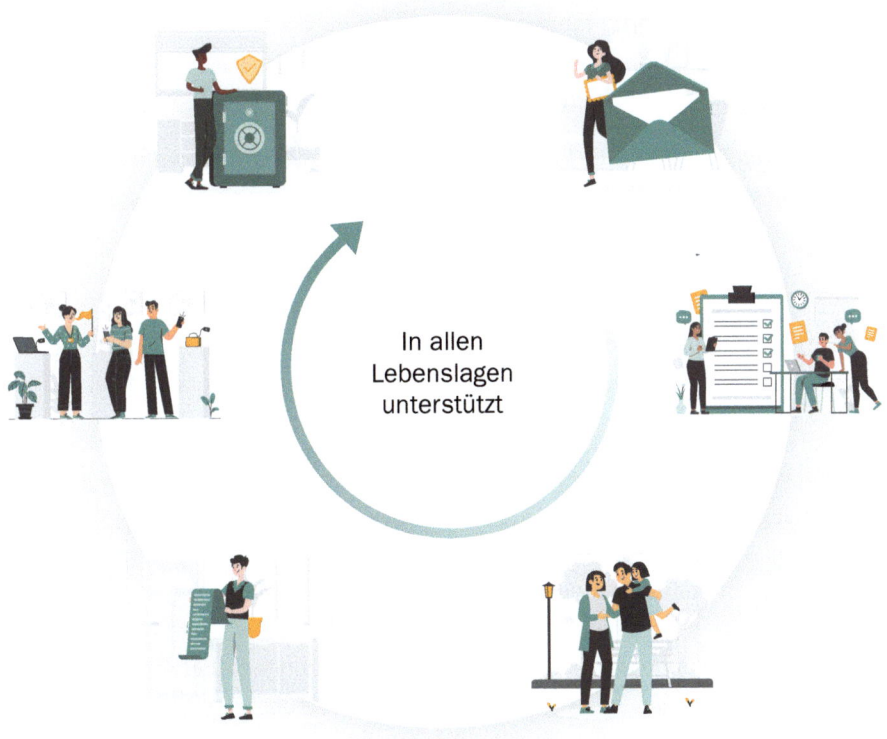

In allen
Lebenslagen
unterstützt

Kapitel 4

LEBENSPHASEN UND ENTSCHEIDUNGEN

Im Laufe des Lebens treffen wir zahlreiche Entscheidungen – von der Geburt bis zur Rente. Manche dieser Entscheidungen werden für uns getroffen, während wir in anderen Lebensphasen selbst Verantwortung übernehmen. Jede Lebensphase birgt spezifische Herausforderungen und Chancen, die bedacht werden sollten. Eltern, Großeltern und Kinder tragen dabei eine dauerhafte Verantwortung füreinander.

KINDHEIT: 0 BIS 16 JAHRE

Von der Geburt bis zum 16. Lebensjahr tragen Eltern die Hauptverantwortung. Kinder sind auf die Entscheidungen und die Vorsorge ihrer Eltern angewiesen. Diese Phase bietet den Eltern die Möglichkeit, eine solide Basis für die Zukunft ihrer Kinder zu schaffen – sei es durch den Aufbau von Sparplänen, die später ein Auslandsstudium, das erste eigene Auto oder die Einrichtung der ersten Wohnung finanzieren können. Solche Entscheidungen erfordern Weitsicht, denn sie können die Zukunft der Kinder nachhaltig beeinflussen.

JUGEND: 16 BIS 25 JAHRE

Ab dem 16. Lebensjahr beginnt ein neuer Lebensabschnitt. Jugendliche machen einen Schulabschluss, beginnen ein Studium oder eine Ausbildung. Sie kommen oft zum ersten Mal mit eigenem Geld in Berührung und müssen lernen, damit umzugehen. Gleichzeitig stellen sich neue Fragen: Welchen Beruf möchte ich später ausüben? Welche Absicherungen sind sinnvoll?

Ein Beispiel: Mein Sohn, der derzeit 12 Jahre alt ist, spielt Eishockey. Wir machen uns Gedanken darüber, ob eine Berufsunfähigkeitsversicherung für ihn bereits jetzt sinnvoll wäre. Was passiert, wenn er sich beim Sport so schwer verletzt, dass er später keinen Beruf ausüben kann? Ebenso stellt sich die Frage nach einer Unfallversicherung – sei es für Sportarten wie Eishockey oder alltägliche Aktivitäten wie Fahrradfahren. Eltern stehen oft vor der Herausforderung, solche Risiken einzuschätzen und die passenden Entscheidungen zu treffen.

ERSTE EIGENSTÄNDIGKEIT: 25 BIS 40 JAHRE

Im Alter von etwa 25 Jahren sind viele Menschen zum ersten Mal finanziell eigenständig. Sie ziehen in die erste eigene Wohnung oder erwerben sogar eine Eigentumswohnung. In dieser Phase stellen sich Fragen zur finanziellen Planung: Sollte man bereits ein Testament oder eine Vorsorgevollmacht erstellen? Welche Versicherungen sind sinnvoll?

Auch die Beziehungsgestaltung spielt eine Rolle: Man findet einen Partner oder eine Partnerin, plant eine Hochzeit oder beginnt eine Familie zu gründen. Oft wird man dabei von Eltern oder Großeltern unterstützt, sei es durch angesparte Beträge oder durch die Übertragung von Immobilien. Solche Entscheidungen müssen sorgfältig überlegt und abgesichert werden, um finanzielle Risiken wie Erbschaftssteuern zu minimieren.

MITTLERES ALTER: 40 BIS 60 JAHRE

Mit etwa 40 Jahren verändern sich die Verantwortlichkeiten. Einerseits kümmern wir uns weiterhin um unsere eigenen Kinder, andererseits rückt die Pflege der alternden Eltern in den Fokus. Gleichzeitig stehen wir selbst oft auf dem Höhepunkt unserer beruflichen Karriere, müssen jedoch auch Vorsorge für unsere eigene Zukunft treffen.

In dieser Phase wird deutlich, wie wichtig eine solide finanzielle Absicherung ist. Bei der Geburt eines Kindes beispielsweise sollten Eltern über eine Risikolebensversicherung nachdenken, um die Familie im Falle eines unvorhergesehenen Ereignisses finanziell abzusichern. Ein guter Freund und Anwalt riet mir damals: „Stell sicher, dass deine Frau und dein Kind im Ernstfall finanziell abgesichert sind, damit sie in den gewohnten Räumlichkeiten bleiben können, ohne unter Druck zu geraten."

SPÄTERES LEBEN: AB 60 JAHREN

Ab einem Alter von 60 Jahren rückt die eigene Vorsorge immer stärker in den Fokus. Wie ist die eigene Immobilie abgesichert? Gibt es ein Testament, eine Patientenverfügung und eine Vorsorgevollmacht? Diese Fragen gewinnen an Bedeutung, da sie nicht nur das eigene Leben, sondern auch das der Familie beeinflussen.

Auch die Kommunikation innerhalb der Familie wird wichtiger. Eltern und Kinder sollten über finanzielle Themen, Vorsorge und Erbschaft sprechen, um Missverständnisse und Konflikte zu vermeiden. Geras24 bietet hier eine Lösung, um alle wichtigen Dokumente sicher und strukturiert aufzubewahren und im Ernstfall schnell zugänglich zu machen.

HAUSRATVERSICHERUNGEN IN DEUTSCHLAND UND UNTERVERSICHERUNGEN

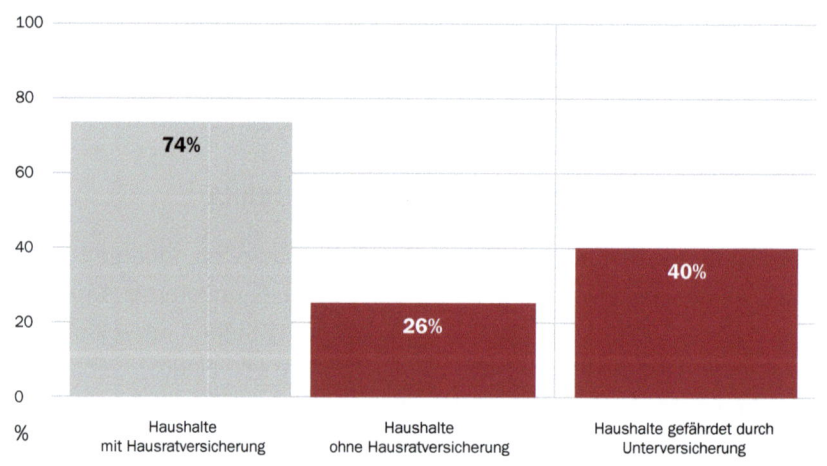

Quellen: insuranc.de, econstor.eu, eigene Schätzungen

FAZIT: ENTSCHEIDUNGEN BEWUSST TREFFEN

In jeder Lebensphase gibt es Entscheidungen, die gut überlegt sein wollen. Eine unverbindliche Beratung kann helfen, Risiken zu minimieren und passende Absicherungen zu finden. Geras24 bietet nicht nur eine Plattform zur Organisation, sondern auch eine umfassende Beratung durch erfahrene Partner.

Ich habe selbst erfahren, wie beruhigend es ist, wenn alles gut organisiert ist. Egal, ob es um die finanzielle Absicherung der Familie, den Schutz von Eigentum oder die Vorsorge für das Alter geht – mit Geras24 kannst du sicher sein, dass du und deine Familie auf alle Eventualitäten vorbereitet sind. Nutze die Möglichkeit, dein Leben und das deiner Liebsten bestmöglich zu sichern.

Fast zwei Drittel der Deutschen (61 Prozent) bewerten ihre aktuelle Versicherungssituation mit Blick auf ihre Krankenhaus-, private Pflegezusatz-, Zahnzusatz- als auch Auslandskrankenzusatzversicherungen als teilweise lückenhaft oder sogar als schlecht. Das zeigt eine Umfrage des Beratungsunternehmens Simon-Kucher & Partners. Infolge der Pandemie befassen sich aktuell 39 Prozent der Bundesbürger stärker mit dem Thema Versorgung im Krankheits- oder Pflegefall als zuvor (Quelle: www.pfefferminzia.de).

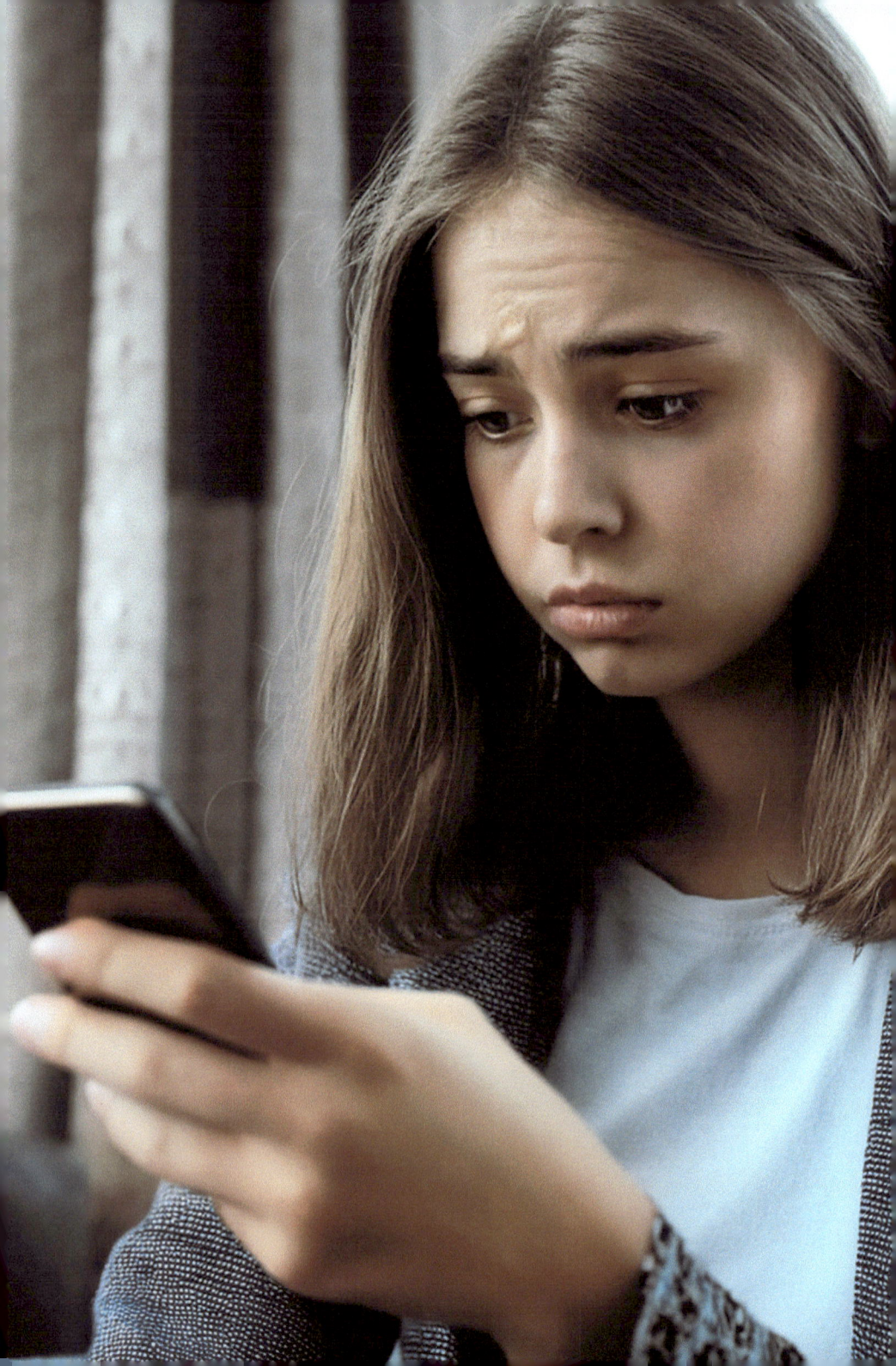

Kapitel 5

VERANTWORTUNG ÜBERNEHMEN – HANDELN FÜR DIE ZUKUNFT

Hast du dich schon einmal gefragt, ob du wirklich gut abgesichert bist? Oder liegst du manchmal mit einem mulmigen Gefühl im Bett, weil du dir nicht sicher bist, ob im Ernstfall alles geregelt ist?

Aus eigener Erfahrung weiß ich: Es ist nicht immer so, wie man denkt.

Ich erinnere mich noch genau an den Moment, als bei meinen Eltern ein verheerender Brand ausbrach. Innerhalb weniger Stunden standen sie vor den Trümmern ihres Lebens. Der materielle Verlust war erschütternd, aber die quälende Ungewissheit, ob sie finanziell abgesichert waren, war noch schlimmer. Schnell stellte sich heraus, dass der Versicherungsschutz nicht ausreichte – eine bittere Erkenntnis, die viele Jahre nachwirkte.

Laut einer aktuellen Statistik von **insurancy.de** und **econstor.eu** sind rund 74 % der Haushalte von einem erhöhten Risiko der Unterversicherung betroffen, während 26 % ein erhebliches Risiko eingehen, gar nicht ausreichend versichert zu sein. Viele Familien sind entweder unterversichert oder haben unpassende Versicherungen, die im Ernstfall keine ausreichende Unterstützung bieten.

EINE PERSÖNLICHE ERFAHRUNG, DIE ZUM NACHDENKEN ANREGT

Ich werde nie vergessen, wie hilflos wir uns fühlten. Meine Eltern konnten nicht die notwendigen Nachweise erbringen, da die Versicherungssummen nicht ausreichend dokumentiert waren. Das bedeutete, dass sie nicht nur finanziell, sondern auch emotional stark belastet wurden. Alte Erinnerungen, Fotos, die Kette meiner Großmutter – all das war unwiederbringlich verloren, weil keine Belege existierten.

Diese Erfahrung hat mich nachhaltig geprägt. Viele erkennen erst zu spät, wie wichtig es ist, im Voraus klare Strukturen zu schaffen und Risiken zu minimieren. Ein oft gehörter Spruch lautet: „Ordnung ist das halbe Leben." Doch was bedeutet das wirklich, wenn es um die Absicherung deiner Familie geht?

DER SCHLÜSSEL: VORSORGE BEWUSST GESTALTEN

Mit **Geras24** hast du die Möglichkeit, deine Vorsorge nachhaltig zu optimieren. Unser Service hilft dir dabei, Überblick und Kontrolle zu gewinnen – und das auf eine Weise, die sicher, einfach und effizient ist. Überlege einmal: Weißt du wirklich, wo all deine wichtigen Unterlagen sind? Hat deine Familie Zugriff auf alles, was im Notfall benötigt wird? Wenn du diese Fragen nicht klar beantworten kannst, ist es Zeit zu handeln.

EIN STARKES FUNDAMENT FÜR DIE FAMILIE

Die Grundlage einer stabilen und harmonischen Familie ist eine durchdachte Vorsorge. Dazu gehört nicht nur eine gute Organisation, sondern auch die Fähigkeit, wichtige Entscheidungen gemeinsam zu treffen. Die Beratung von Nils und seinem Team ist darauf ausgelegt, alle Beteiligten – einschließlich deiner Lebenspartner – einzubeziehen. So werden die besten Lösungen gefunden, die auf einem soliden Fundament basieren und langfristig Sicherheit bieten.

SCHRITT FÜR SCHRITT ZUR ABSICHERUNG

Es ist weder notwendig noch sinnvoll, alle Vorsorgemaßnahmen auf einmal umzusetzen. Vielmehr geht es darum, in kleinen, gut überlegten Schritten eine stabile Grundlage aufzubauen. Dazu gehört auch, regelmäßig einen "Frühjahrsputz" für deine Unterlagen zu machen: Dokumente sortieren, digitale Systeme aktualisieren und bestehende Vorsorgepläne prüfen. Diese investierte Zeit zahlt sich langfristig aus. Ein gut organisiertes System gibt dir die Kontrolle und die Sicherheit, im Notfall schnell auf alle relevanten Informationen zugreifen zu können. So sicherst du nicht nur deine eigene Zukunft, sondern auch die deiner Familie.

MEIN PERSÖNLICHER WEG ZUR VERANTWORTUNG

Ich selbst bin von Natur aus eher chaotisch. Es fiel mir lange schwer, Ordnung in meinen Unterlagen zu halten. Doch seit ich Geras24 nutze, hat sich mein Leben deutlich verändert. Die strukturierte Organisation erfordert anfangs etwas Einsatz, doch genau hier beginnt die Übernahme von Verantwortung.

FAZIT

Vorsorge ist Fürsorge. Verantwortung zu übernehmen bedeutet, nicht nur an sich selbst zu denken, sondern auch an die Menschen, die einem am Herzen liegen. Mit Geras24 hast du ein leistungsstarkes Werkzeug, das dir hilft, deine Zukunft und die deiner Familie nachhaltig abzusichern. Unsere Beratungen sind darauf ausgerichtet, gemeinsam mit dir die besten Lösungen zu finden und deine Vorsorge auf ein solides Fundament zu stellen. Jetzt ist der Moment, um aktiv zu werden und den Grundstein für eine abgesicherte Zukunft zu legen – für dich und deine Liebsten.

Kapitel 6

KINDER UND ELTERN – GENERATIONEN VERBINDEN UND UNTERSTÜTZEN

In einer Welt, die sich rasant verändert, wird es immer wichtiger, dass Kinder und Eltern gemeinsam wachsen, voneinander lernen und sich gegenseitig unterstützen. Generationenübergreifendes Denken und Handeln schaffen ein starkes Fundament für eine harmonische Zukunft. Dieses Kapitel bietet einen Überblick über die entscheidenden Bereiche, in denen Familien Verantwortung übernehmen und gemeinsam wachsen können.

MEDIENERZIEHUNG FÜR KINDER VON 4 BIS 16 JAHREN
DEN SICHEREN UMGANG MIT DIGITALEN MEDIEN ERLERNEN

Digitale Medien sind aus dem Alltag nicht mehr wegzudenken. Sie bieten enorme Chancen, bringen jedoch auch Herausforderungen mit sich.

CHANCEN UND HERAUSFORDERUNGEN DER DIGITALEN MEDIEN

Kinder und Jugendliche können durch digitale Medien Zugang zu Bildung, Kreativität und globalem Wissen erhalten. Gleichzeitig erfordert die digitale Welt eine kritische Haltung, um Risiken wie Cybermobbing, Datenschutzverletzungen und süchtig machende Inhalte zu vermeiden.

ALTERSGERECHTE MEDIENNUTZUNG: WAS KINDER IN WELCHEM ALTER BRAUCHEN

Die Bedürfnisse und Fähigkeiten von Kindern im Umgang mit Medien variieren je nach Alter. Während jüngere Kinder einen geschützten Rahmen benötigen, können Jugendliche schrittweise mehr Verantwortung übernehmen, wobei klare Regeln und offene Gespräche wichtig sind.

SCHUTZ VOR CYBERGEFAHREN UND VERANTWORTUNGSVOLLER UMGANG MIT SOCIAL MEDIA

Die digitale Welt birgt Risiken, darunter Cybermobbing, schädliche Inhalte und Datenmissbrauch. Eltern sollten Kindern helfen, starke Passwörter zu erstellen, Privatsphäre-Einstellungen zu nutzen und mit ihnen über mögliche Gefahren sprechen.

DIE BALANCE ZWISCHEN BILDUNG, UNTERHALTUNG UND DIGITALEM STRESS

Eine gesunde Mediennutzung erfordert klare Zeitlimits und eine Balance zwischen Bildschirmzeit und analogen Aktivitäten. Der Fokus sollte auf einem ausgewogenen Alltag liegen, der Platz für Lernen, soziale Interaktionen und Erholung bietet.

2

FINANZEN UND VORSORGE

Ein weiterer zentraler Bereich, der Generationen verbindet, ist die finanzielle Absicherung. Sowohl für die Zukunft der Kinder als auch für das Alter der Eltern ist eine kluge Planung essenziell.

REGELMÄSSIGE ÜBERPRÜFUNG DER ALTERSVORSORGE

Altersvorsorge sollte regelmäßig analysiert und angepasst werden, um sicherzustellen, dass sie den individuellen Bedürfnissen entspricht.

NOTFALLFONDS FÜR UNERWARTETE AUSGABEN

Ein finanzielles Polster hilft, unvorhergesehene Ereignisse wie Reparaturen oder medizinische Notfälle abzufedern.

TESTAMENT UND VORSORGEVOLLMACHT: RECHTZEITIG KLÄREN

Ein Testament und eine Vorsorgevollmacht sorgen dafür, dass alle wichtigen Entscheidungen in deinem Sinne getroffen werden können, falls du einmal nicht mehr dazu in der Lage bist.

PFLEGEVERSICHERUNG: JETZT ODER SPÄTER?

Die Kosten für Pflege können erheblich sein. Eine rechtzeitige Planung gibt Sicherheit, falls Unterstützung notwendig wird.

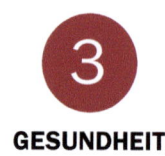

3

GESUNDHEIT

Gesundheit ist die Grundlage für ein erfülltes Leben – sowohl für Kinder als auch für Eltern.

REGELMÄSSIGE GESUNDHEITSCHECKS

Prävention ist der Schlüssel zu einem langen und gesunden Leben. Regelmäßige Arztbesuche helfen, gesundheitliche Probleme frühzeitig zu erkennen.

KRANKENVERSICHERUNG ÜBERPRÜFEN UND ANPASSEN

Die individuellen Bedürfnisse ändern sich im Laufe der Zeit. Eine Überprüfung der Krankenversicherung stellt sicher, dass alle Eventualitäten abgedeckt sind.

PATIENTENVERFÜGUNG ERSTELLEN UND AKTUELL HALTEN

Eine Patientenverfügung gibt dir die Möglichkeit, deinen medizinischen Willen klar zu kommunizieren, wenn du dies selbst nicht mehr kannst.

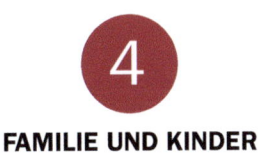

FAMILIE UND KINDER

Kinder sind das Herz jeder Familie und ihre Absicherung ist eine der wichtigsten Aufgaben der Eltern.

ABSICHERUNG DER FAMILIE IM TODESFALL (Z.B. RISIKOLEBENSVERSICHERUNG)

Eine Risikolebensversicherung stellt sicher, dass deine Familie im Ernstfall finanziell abgesichert ist.

REGELN FÜR SICHEREN MEDIENGEBRAUCH FESTLEGEN

Klare Absprachen und altersgerechte Regeln schaffen einen sicheren Rahmen für die digitale Welt.

BILDUNGSSPAREN: FRÜHZEITIG FÜR DIE AUSBILDUNG DER KINDER VORSORGEN

Ob Studium oder Ausbildung – mit einem frühzeitigen Sparplan kannst du die Zukunft deiner Kinder optimal unterstützen.

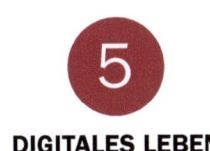

DIGITALES LEBEN

Die Digitalisierung betrifft mittlerweile alle Lebensbereiche – von der Organisation wichtiger Dokumente bis hin zum digitalen Nachlass.

DIGITALER NOTFALLORDNER (Z.B. GERAS24)

Ein zentraler, sicherer Speicherort für digitale und physische Dokumente erleichtert den Zugriff im Notfall.

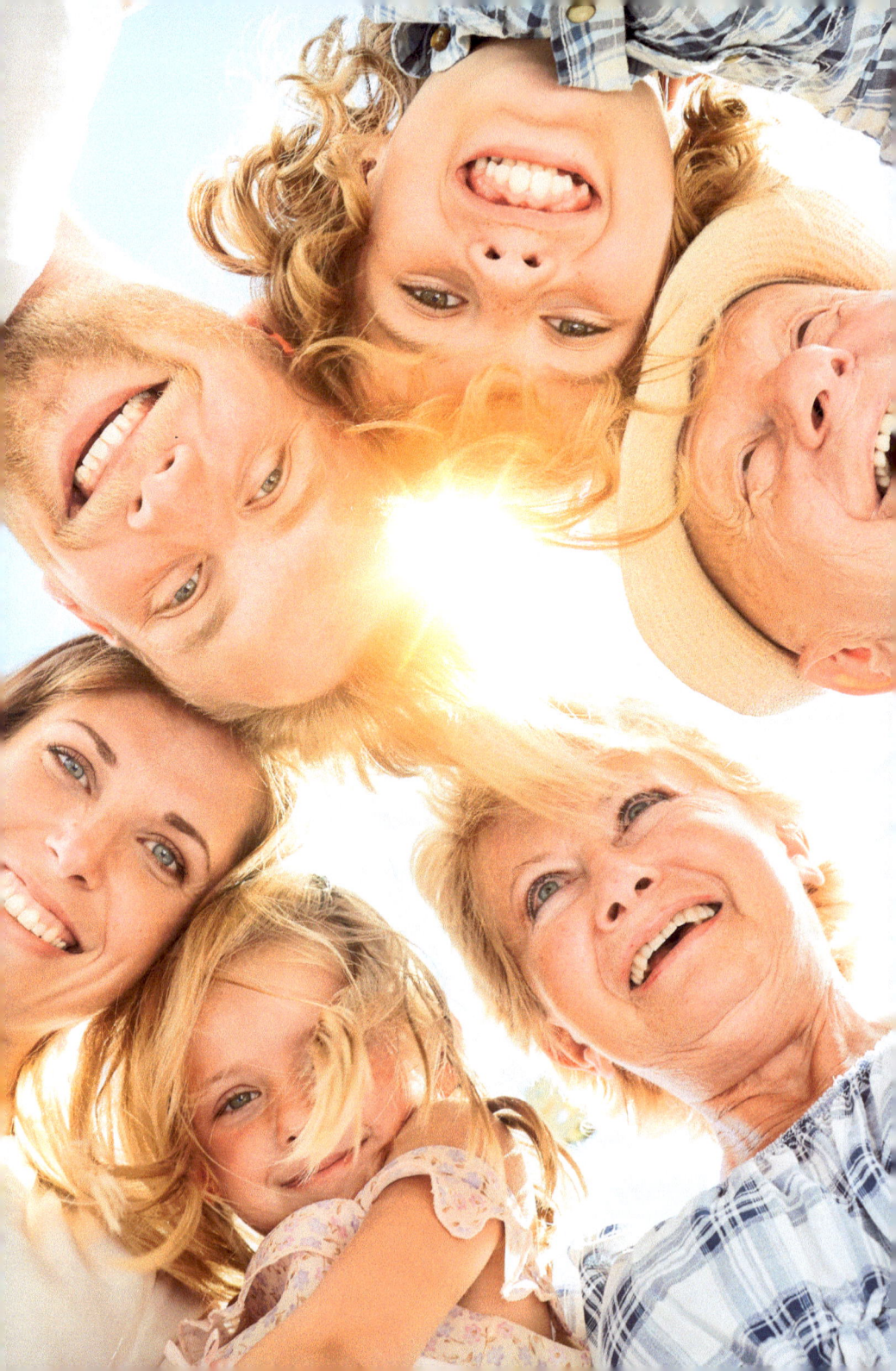

ZUGÄNGE ZU WICHTIGEN ONLINE-ACCOUNTS SICHER VERWAHREN

Sichere Passwörter und ein gut organisiertes Passwortmanagement verhindern Komplikationen bei der Verwaltung digitaler Besitztümer.

REGELMÄSSIGE BACKUPS WICHTIGER DATEN UND ERINNERUNGEN

Backups schützen wertvolle Dokumente, Fotos und andere Daten vor Verlust und sorgen dafür, dass Erinnerungen erhalten bleiben.

RUHESTAND UND LEBENSENDE

Auch der letzte Lebensabschnitt sollte gut durchdacht sein, um für dich und deine Familie Klarheit und Sicherheit zu schaffen.

BEERDIGUNG PLANEN: WÜNSCHE KLAR KOMMUNIZIEREN

Offene Gespräche über die eigene Beerdigung können belastende Entscheidungen für die Hinterbliebenen erleichtern.

DIGITALE NACHLASSVERWALTUNG REGELN

Passwörter und digitale Besitztümer sollten dokumentiert werden, damit sie nach deinem Tod geordnet verwaltet werden können.

PFLEGEPLANUNG: OPTIONEN UND KOSTEN RECHTZEITIG BEDENKEN

Die Pflege im Alter kann eine erhebliche finanzielle und organisatorische Herausforderung sein. Eine frühzeitige Planung hilft, diese Phase des Lebens gelassen zu gestalten.

Dieses Kapitel zeigt, wie wichtig es ist, Verantwortung für sich und die Familie zu übernehmen – von der Medienerziehung bis zur Altersvorsorge. Generationenübergreifendes Handeln stärkt nicht nur die Bindung zwischen Eltern und Kindern, sondern schafft auch ein sicheres Fundament für die Zukunft.

Kapitel 7

BERUF UND FAMILIE: BALANCE ZWISCHEN KARRIERE UND ALLTAG

Das Streben nach einer Balance zwischen Beruf und Familie ist eine Herausforderung, die viele Menschen kennen. Die Anforderungen des modernen Arbeitslebens kollidieren oft mit den Bedürfnissen des Familienlebens, was Stress und Frustration verursachen kann. Mit einigen Strategien und einer bewussten Herangehensweise kann jedoch ein harmonisches Gleichgewicht erreicht werden. In diesem Kapitel wird erklärt, wie man diese Balance findet, welche praktischen Tipps dabei helfen können und warum diese Balance so wichtig ist.

1

DIE BEDEUTUNG DER BALANCE ZWISCHEN BERUF UND FAMILIE

Die Balance zwischen Beruf und Familie zu finden, bedeutet, sowohl den Anforderungen der Arbeit gerecht zu werden als auch Zeit und Energie für die Familie und persönliche Bedürfnisse bereitzuhalten. Diese Balance ist entscheidend für:

KÖRPERLICHE UND PSYCHISCHE GESUNDHEIT:

Dauerhafter Stress kann zu Burnout, Schlaflosigkeit und anderen Gesundheitsproblemen führen.

BEZIEHUNGEN

Zeit für die Familie zu haben, stärkt die Bindungen zu Partner, Kindern und anderen Familienmitgliedern.

LEISTUNGSFÄHIGKEIT

Eine ausgeglichene Lebensweise fördert die Produktivität und Kreativität im Beruf.

HERAUSFORDERUNGEN ERKENNEN

Die größten Hürden bei der Balance zwischen Beruf und Familie sind:

ZEITDRUCK

Lange Arbeitszeiten und Überstunden reduzieren die Zeit für Familie und Freizeit.

ROLLENKONFLIKTE

Die Erwartungen des Arbeitgebers können mit den Verpflichtungen zu Hause kollidieren.

TECHNOLOGISCHE VERFÜGBARKEIT

Ständige Erreichbarkeit durch Smartphones und E-Mails kann die Trennung zwischen Beruf und Privatleben erschweren.

PRAKTISCHE TIPPS ZUR BALANCEFINDUNG

KLARE PRIORITÄTEN SETZEN

Erstelle eine Liste deiner persönlichen und beruflichen Prioritäten.
Lerne, Nein zu sagen, wenn Aufgaben nicht mit Ihren Zielen übereinstimmen.

ZEITMANAGEMENT OPTIMIEREN

Verwende einen Kalender oder eine App, um berufliche und private Termine zu koordinieren. Setze klare Zeitfenster für Arbeit und Freizeit.

GRENZEN SETZEN

Lege feste Arbeitszeiten fest und halte dich daran.
Kommuniziere mit deinem Arbeitgeber über flexible Arbeitszeiten oder Home-office-Möglichkeiten.

QUALITÄT STATT QUANTITÄT

Nutze die Zeit mit deiner Familie bewusst und konzentriere dich auf gemeinsame Aktivitäten.
Reduziere Ablenkungen wie Smartphone oder Fernseher, wenn du mit deinen Lieben zusammen bist.

DELEGIEREN UND HILFE ANNEHMEN

Teile die Aufgaben im Haushalt mit deinem Partner oder deinen Kindern.
Nutze externe Unterstützung, wie Babysitter, Putzdienste oder Essensliefer-dienste, wenn möglich.

SICH SELBST NICHT VERGESSEN

Nehme dir Zeit für Hobbys, Sport und Entspannung.
Plane regelmäßige Auszeiten, um neue Energie zu tanken.
Bleib in einem kontinuierlichen Lernprozess. Beispielsweise können Coa-chings und Workshops dabei helfen, neue Strategien zu entwickeln und die persönliche Entwicklung voranzutreiben. Die Bereitschaft, sich ständig weiterzubilden, kann sowohl beruflich als auch privat von großem Vorteil sein.

PRAKTISCHE BEISPIELE AUS DEM ALLTAG

MORGENROUTINE FÜR DIE FAMILIE

Ein strukturierter Morgenplan hilft, den Tag stressfrei zu beginnen. Plane Früh-stück, Schulvorbereitung und den Weg zur Arbeit im Voraus, um Zeit zu sparen.

WOCHENPLANUNG

Setze dich jeden Sonntag mit deinem Partner oder Partnerin, oder deiner Familie zusammen und plane die Woche. Bespreche Arbeitszeiten, Schulveranstaltungen und Freizeitaktivitäten.

QUALITÄTSZEIT NACH FEIERABEND

Reserviere einen festen Zeitraum am Abend für Familienaktivitäten, z. B. Spieleabende, gemeinsames Kochen oder Spaziergänge.

DIE ROLLE DER KOMMUNIKATION

MIT DEM ARBEITGEBER

Spreche offen über deine Bedürfnisse und suche nach Lösungen, die allen Seiten dienen.

MIT DER FAMILIE

Halte regelmäßige Gespräche über Erwartungen, Bedürfnisse und Pläne ab.

LANGFRISTIGE STRATEGIEN

KARRIEREPLANUNG

Wähle eine berufliche Richtung, die mit deinem Lebensstil kompatibel ist.

FORTBILDUNG

Investiere in Zeitmanagement- oder Resilienztrainings, um den Alltag besser zu bewältigen.

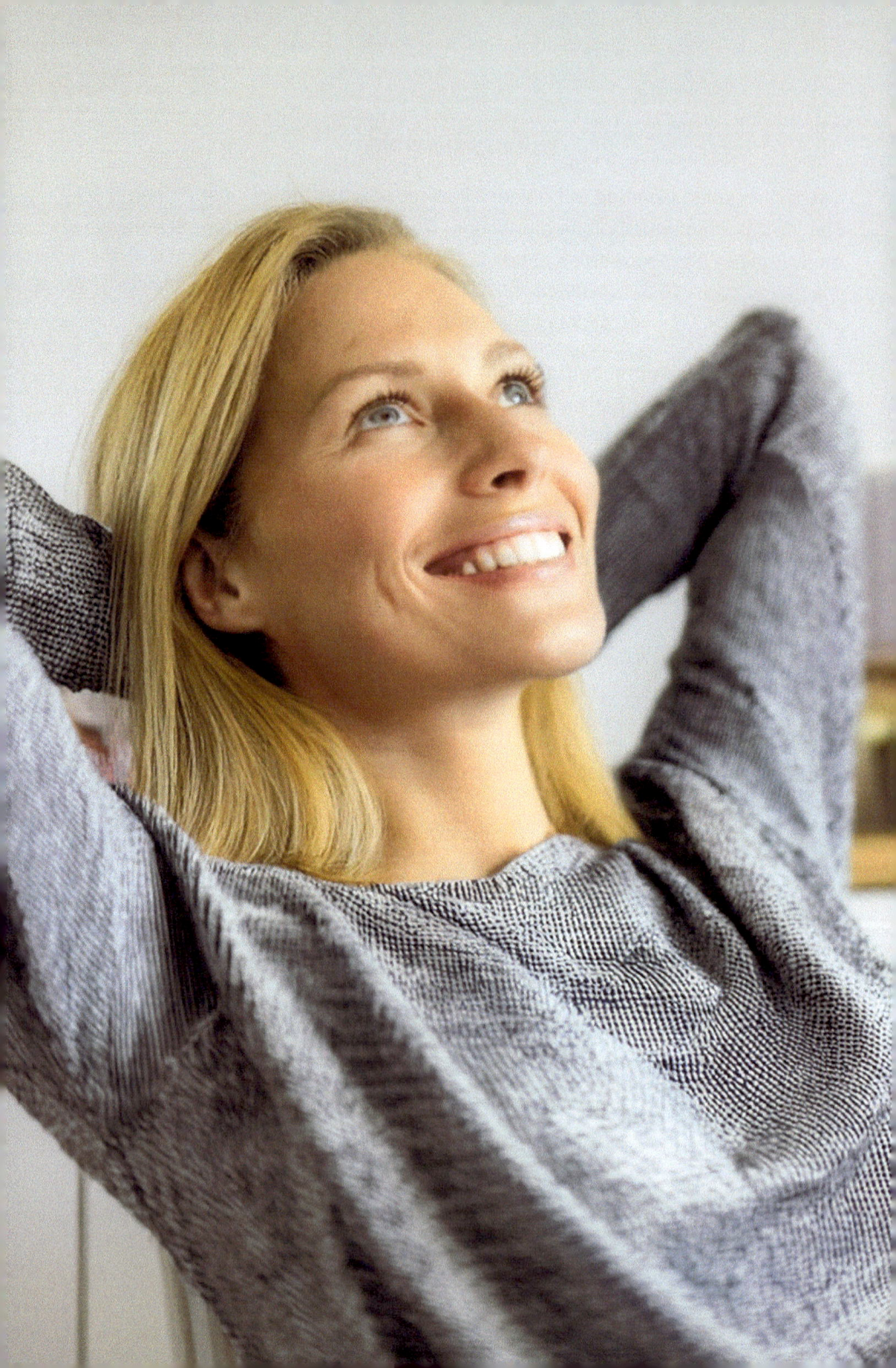

FAMILIENRITUALE

Etabliere Traditionen, die Zusammenhalt schaffen, wie wöchentliche Ausflüge oder gemeinsame Mahlzeiten

FAZIT

Die Balance zwischen Beruf und Familie ist kein festes Ziel, sondern ein ständiger Prozess. Es erfordert Flexibilität, Selbstreflexion und die Bereitschaft, Dinge anzupassen. Indem du bewusst Prioritäten setzen, Zeit effizient nutzt und klare Grenzen ziehst, kannstz du ein harmonisches Gleichgewicht schaffen, das sowohl deiner Karriere als auch deiner Familie zugutekommt.

UNSER ANGEBOT

Torsten als selbstständiger Start-up-Gründer und Nils mit Mitarbeiterverantwortung wissen genau, wovon sie sprechen. Für jeden ist eine klare Planung essenziell. Dabei kann unser Angebot helfen:

Kapitel 8

MIT SICHERHEIT SORGLOS

Sicherheit ist das Fundament für ein selbstbestimmtes Leben. Sie gibt uns die Freiheit, in unsicheren Zeiten ruhig zu bleiben und unsere Entscheidungen aus einer stabilen Position heraus zu treffen. Doch wahre Sicherheit entsteht nicht nur durch ein Gefühl von Geborgenheit, sondern auch durch die Vorkehrungen, die wir treffen, um auf unvorhergesehene Situationen vorbereitet zu sein. In diesem Kapitel geht es darum, wie durch Vorsorge und Organisation ein nachhaltiger Schutz aufgebaut wird – und wie dieser Schutz Freiheit und Klarheit verschafft.

SICHERHEIT IST MEHR ALS NUR EINE VERSICHERUNG

Das klassische Bild von Sicherheit ist oft auf Versicherungen reduziert: eine Lebensversicherung, eine Unfallversicherung, eine Haftpflichtversicherung. Doch wahre Sicherheit erstreckt sich weit über die finanziellen Schutzmaßnahmen hinaus. Sie beinhaltet auch die Regelung von persönlichen Angelegenheiten, die im Ernstfall schnell und unkompliziert durchgeführt werden müssen. Ein Testament, eine Vorsorgevollmacht oder die ordentliche Aufbewahrung von Dokumenten – all dies trägt zur Sicherheit im Leben bei. Wenn diese Aspekte rechtzeitig und richtig berücksichtigt werden, fühlt man sich nicht nur sicherer, sondern auch freier.

DIE RICHTIGE VORSORGE TRIFFT NICHT NUR DEN KÖRPER, SONDERN AUCH DEN GEIST

Viele Menschen unterschätzen die Bedeutung der mentalen und rechtlichen Vorsorge. Wenn wir uns ausschließlich auf unsere physische Gesundheit oder finanzielle Absicherung konzentrieren, lassen wir oft außer Acht, dass es auch auf die rechtlichen und praktischen Absicherungen ankommt, die im Notfall entscheiden können. Ein Beispiel hierfür ist die Situation, in der ein Angehöriger durch Krankheit oder Unfall handlungsunfähig wird. Ohne eine Vorsorgevollmacht müssen Angehörige oft langwierige und teure rechtliche Schritte einleiten, um im Sinne der betroffenen Person zu handeln.

Genau hier hilft die frühzeitige Organisation. Wer klar festlegt, wer im Falle eines Falles Entscheidungen treffen darf, schützt sich vor unnötigem Stress und gibt den Familienmitgliedern die Freiheit, sich um das Wesentliche zu kümmern, anstatt sich mit bürokratischen Hürden auseinanderzusetzen.

Lebensphasen & Versicherungsschutz: Was wann zählt

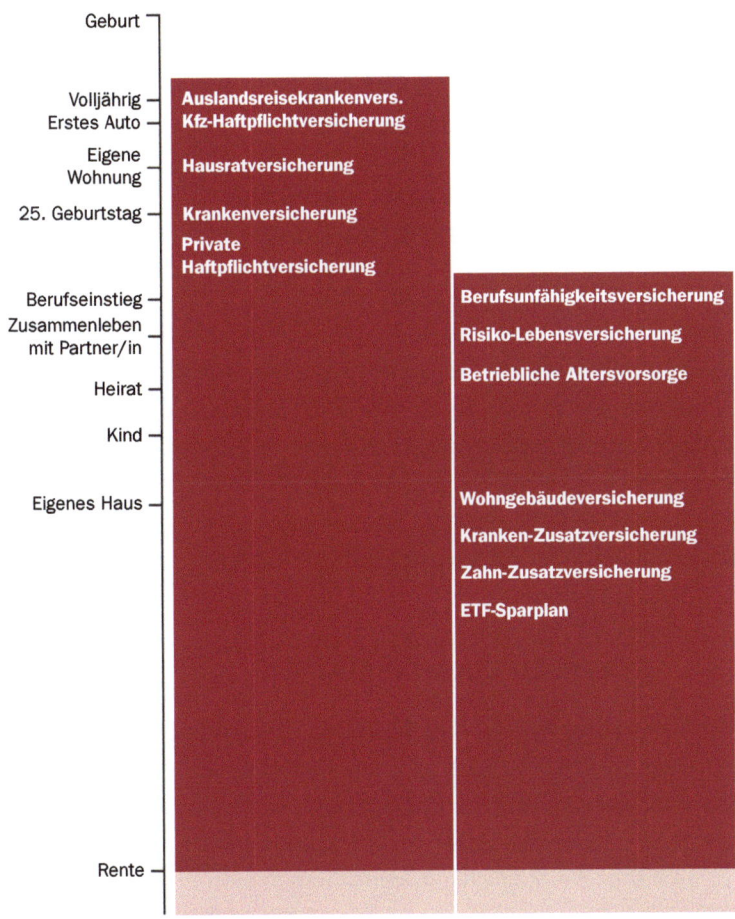

KRISEN ALS CHANCE: FREIHEIT DURCH VORSORGE

Krisen können uns aus der Bahn werfen, das ist unbestritten. Doch sie können auch als Weckruf dienen, uns mit unseren eigenen Lebensplänen und der Absicherung unserer Zukunft auseinanderzusetzen. Wie das Beispiel von Torsten zeigt, wird eine Krise oft zur Quelle einer neuen Freiheit, wenn sie uns dazu zwingt, Strukturen zu schaffen und Verantwortung zu übernehmen. Torsten erlebte den dramatischen Verlust wichtiger Dokumente durch einen Brand und sah sich mit der realen Gefahr konfrontiert, im Ernstfall ohne die nötige Information dazustehen. Die Lösung, die er fand, war eine digitale Plattform, auf der er seine wichtigen Daten sicher ablegen konnte. Diese Plattform bietet nicht nur Schutz, sondern auch die Freiheit, jederzeit auf diese Informationen zuzugreifen und schnell zu handeln – selbst wenn er sich gerade im Urlaub oder auf einer Geschäftsreise befindet.

FREIHEIT DURCH DIGITALE ORDNUNG: GERAS24 ALS SCHLÜSSEL ZUR SICHERHEIT

Die digitale Verwaltung von Lebensdokumenten hat sich als eine der einfachsten und effektivsten Methoden erwiesen, die eigene Sicherheit zu erhöhen. Mit Geras24 haben wir die Möglichkeit, alle wichtigen Informationen an einem Ort zu speichern und im Falle von Notfällen darauf zurückzugreifen. Was früher kompliziert und langwierig war, kann heute auf Knopfdruck erledigt werden. Bei Geras24 wird nicht nur Sicherheit durch die Möglichkeit der schnellen Datenwiederherstellung gewährleistet, sondern auch die Freiheit, jederzeit und von jedem Ort aus auf alle wichtigen Unterlagen zugreifen zu können.

SICHERHEIT DURCH VERTRAUEN

Ein weiterer Aspekt von Sicherheit ist das Vertrauen, das wir anderen Menschen entgegenbringen. In der Regel denken wir bei Sicherheitsvorkehrungen oft an uns selbst, aber die wahre Sicherheit entsteht, wenn wir diese Verantwortung auf Menschen in unserem Umfeld übertragen, denen wir vertrauen. Bei Geras24 gibt es daher die Möglichkeit, Vertrauenspersonen festzulegen, die im Ernstfall auf die wichtigen Daten zugreifen können. Diese Vertrauenspersonen nehmen uns im Bedarfsfall nicht nur administrative Aufgaben ab, sondern sorgen auch dafür, dass wir nicht in einer stressigen und unsicheren Situation alleine gelassen werden.

FAZIT:
SICHERHEIT SCHAFFT FREIHEIT

Die richtige Vorsorge und Organisation kann uns in einer unsicheren Welt viel Freiheit verschaffen. Wer für alle Eventualitäten gewappnet ist, fühlt sich nicht nur sicherer, sondern kann auch mit mehr Gelassenheit in die Zukunft blicken. Sicherheit ist die Basis, auf der wir unser Leben frei gestalten können – ohne Angst vor den unvorhersehbaren Wendungen, die das Leben für uns bereithält. Wer die Weitsicht hat, sich frühzeitig mit diesen Themen auseinanderzusetzen, kann sich der Freiheit und dem Gefühl der Sicherheit hingeben, das mit einer gut organisierten Lebensweise einhergeht.

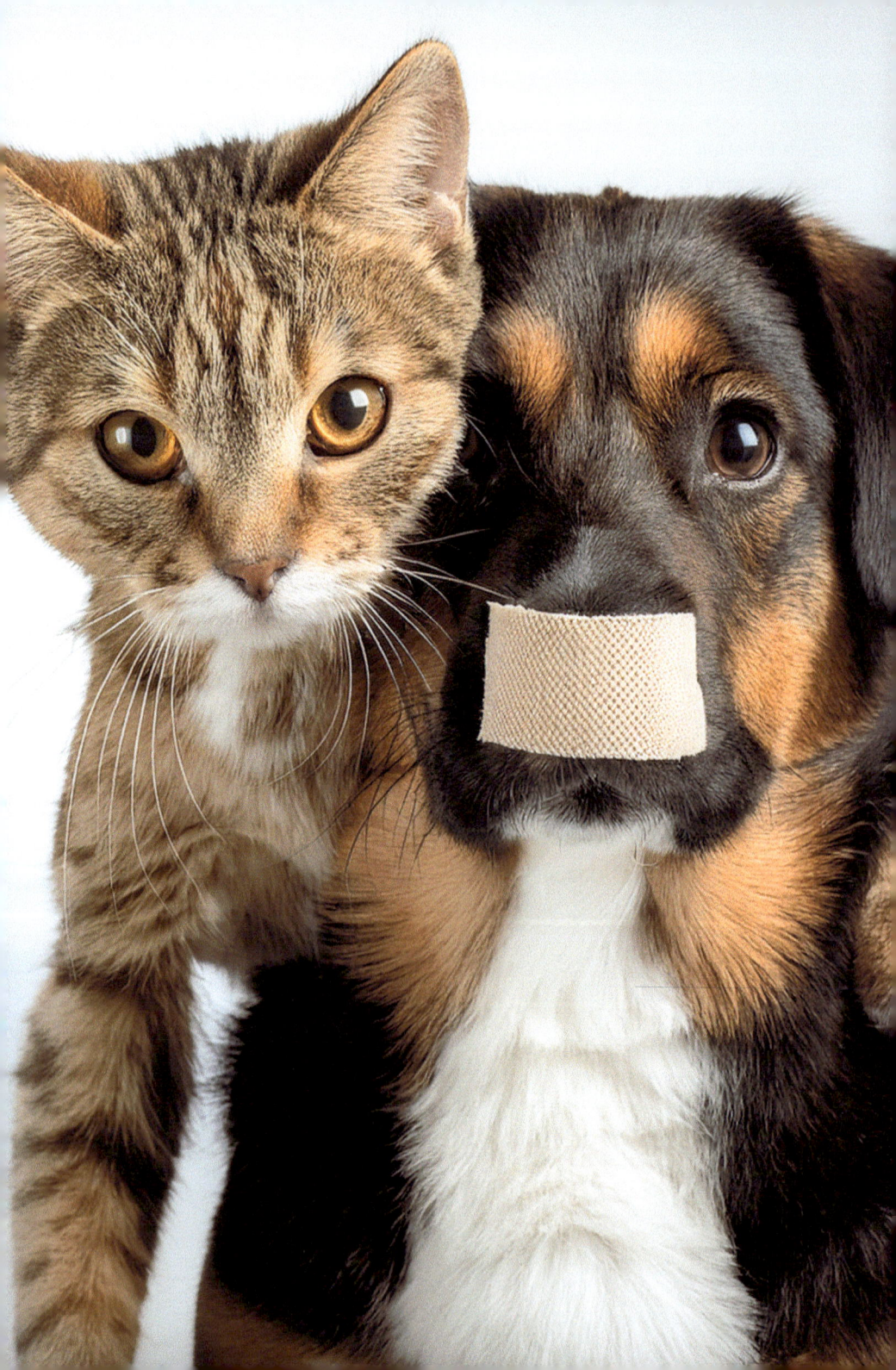

Kapitel 9

HAUSTIERE ABSICHERN

WELCHE VERSICHERUNGEN UND EIN NOTFALLPLAN SIND WICHTIG?

Haustiere sind nicht nur Begleiter, sondern echte Familienmitglieder. Genau wie Menschen benötigen auch sie Schutz und Absicherung, sei es im Krankheitsfall, bei Unfällen oder unerwarteten Ereignissen. Umso wichtiger ist es, sich frühzeitig Gedanken über die richtige Versicherung und einen Notfallplan zu machen.

WELCHE VERSICHERUNGEN GIBT ES FÜR HAUSTIERE?

HAUSTIER-KRANKENVERSICHERUNG

Die Haustierkrankenvericherung deckt allgemeine Tierarztkosten für Behandlungen, Vorsorgeuntersuchungen und Medikamente ab.
Sie ist sinnvoll für hohe Behandlungskosten, besonders bei chronischen Erkrankungen.

HAUSTIER-OP-VERSICHERUNG

Speziell für Operationen und damit verbundene Kosten.
Sie ist empfehlenswert, da OPs schnell teuer werden können.

HAFTPFLICHTVERSICHERUNG FÜR HAUSTIERE

Sie ist wichtig für Hunde und in manchen Fällen auch für Katzen.
Sie übernimmt Schäden, die das Tier an Dritten verursacht und ist
In einigen Bundesländern für Hunde sogar Pflicht.

WARUM IST EIN HAUSTIER-NOTFALLPLAN WICHTIG?

Ein Notfall kann jederzeit eintreten – sei es ein plötzlicher Krankenhausauf-
enthalt, eine Reiseverlängerung oder eine andere unvorhersehbare Situation.
Doch was passiert in dieser Zeit mit dem Haustier? Wer kümmert sich
darum? Genau dafür ist ein Haustier-Notfallplan wichtig.

Er stellt sicher, dass das Tier gut versorgt wird, falls ihr euch kurzfristig nicht
darum kümmern könnt. Wichtige Punkte sind:

WER ÜBERNIMMT DIE BETREUUNG?

WO KANN DAS TIER UNTERGEBRACHT WERDEN?

WELCHE VERSORGUNG BRAUCHT DAS TIER?

WELCHE DOKUMENTE UND INFORMATIONEN WERDEN BENÖTIGT?

Kapitel 10

ERWEITERTE CHECKLISTE: SICHERHEIT & VORSORGE

CHECKLISTE SICHERHEIT & VORSORGE ("SICHERHEIT MACHT FREI")

1. **Unterversicherung vermeiden**
   Versicherungsverträge regelmäßig überprüfen und anpassen.

2. **Private Vorsorge planen**
   Altersvorsorge frühzeitig aufbauen und optimieren.

3. **Zusatzversicherungen nutzen**
   Pflege- und Krankenzusatzversicherungen prüfen.

4. **Berufsunfähigkeit absichern**
   Schutz der eigenen Arbeitskraft sicherstellen.

5. **Reiseschutz optimieren**
   Auslandskrankenversicherung & Reiserücktritt prüfen.

6. **Gesetzliche Entwicklungen verfolgen**
   Änderungen in Sicherheits- und Gesundheitsvorschriften berücksichtigen.

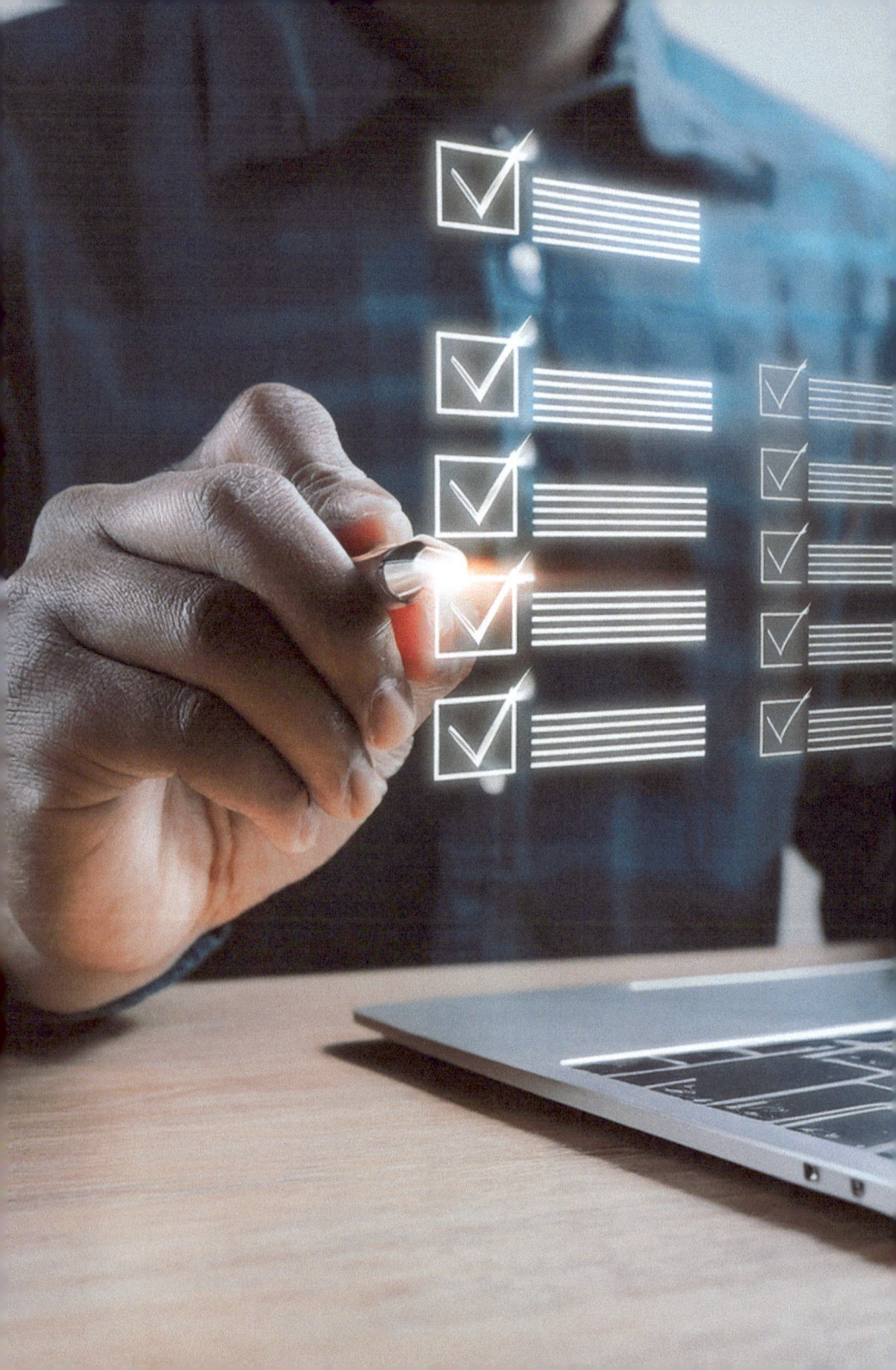

PATIENTENVERFÜGUNG

Ärztliche Aufklärung

Lasse dich umfassend über medizinische Konsequenzen beraten.

Dokumentiere ärztliche Aufklärungsgespräche.

Einwilligungsfähigkeit

Sicherstellen, dass du im vollen Bewusstsein der Entscheidung bist.

Optional: Attest zur Einwilligungsfähigkeit beifügen.

Konkrete Formulierungen

Klarstellen, welche Behandlungsmaßnahmen gewünscht oder abgelehnt werden.

Fallspezifische Differenzierungen festlegen.

Organspende

Organspendeausweis in der Patientenverfügung erwähnen.

Klären, ob Organspende oder Patientenverfügung Vorrang hat.

Wertvorstellungen und ethische Grundsätze

Dokumentation der persönlichen Werte als Entscheidungshilfe.

Religiöse oder philosophische Aspekte berücksichtigen.

Aktualisierung und Information

Regelmäßig prüfen und gegebenenfalls anpassen.

Beratung dokumentieren, um Missverständnisse zu vermeiden.

Unterschrift und Aufbewahrung

Eigenhändige Unterschrift erforderlich.

Sicheren und zugänglichen Aufbewahrungsort wählen.

Notfallkarte mit Hinweis auf den Aufbewahrungsort mitführen.

Registrierung und Vollmachten

Registrierung beim Vorsorgeregister der Notarkammer möglich.

Ergänzend: Vorsorgevollmacht und Betreuungsverfügung aufsetzen.

3

DIGITALE VORSORGEVOLLMACHT

Bestandsaufnahme digitaler Konten & Dienste
Erstellen einer Liste mit Online-Konten und Zugängen.
Zugangsdaten sicher hinterlegen (z. B. Passwort-Manager oder
Notariatsakte).

Ernennung eines digitalen Bevollmächtigten
Vertrauensperson bestimmen und schriftlich festlegen.
Vollmacht klar formulieren (z. B. Verwaltung von Online-Konten,
Social Media, Cloud-Daten).

Verwaltung & Löschung digitaler Inhalte
Regeln für die Nachlassverwaltung digitaler Inhalte aufstellen.
Vorgehen für Konto-Schließungen oder Gedenkseiten bestimmen.

Cloud- & Datensicherung
Wichtige Daten extern sichern.
Notfall-Zugang für Bevollmächtigten ermöglichen.

Dokumentation und Aktualisierung
Vollmacht regelmäßig überprüfen und anpassen.
Vertrauensperson über Änderungen informieren.

4

HAUSTIER-NOTFALLVERSORGUNG

Betreuung im Notfall sicherstellen
Vertrauensperson oder Tierpension für Notfälle festlegen.
Betreuungsvollmacht schriftlich festhalten.

Wichtige Informationen bereitstellen
Fütterungs- und Medikamentenplan aufstellen.
Tierarztkontakt und Notfallnummern hinterlegen.

Finanzielle Absicherung
Budget für Notfallversorgung bereitstellen.
Versicherungsschutz des Tieres überprüfen.

5

SCAN & DOKUMENTENSICHERUNG

Digitale Kopien wichtiger Dokumente
Patientenverfügung, Vollmachten, Notfallkontakte scannen und sicher speichern.
Sicherungsort (Cloud, verschlüsselter USB-Stick, Bankschließfach) festlegen.

Zugang für Vertrauenspersonen
Berechtigte Personen über Speicherorte informieren.
Notfallzugang organisieren (z. B. per Notfallkarte).

Regelmäßige Aktualisierung & Kontrolle
Dokumente auf Gültigkeit und Relevanz prüfen.
Backup-Strategie festlegen und umsetzen.

DEIN HAUSTIER-NOTFALLPLAN

Verantwortliche Person benennen

Wer soll sich im Notfall um dein Haustier kümmern?
Ist diese Person informiert und bereit, diese Verantwortung zu übernehmen?

Wichtige Informationen hinterlegen

Futtergewohnheiten, Allergien, Medikamente & Tierarzt-Kontakt
Gassi-Routine oder Besonderheiten im Verhalten

Schlüssel für den Notfall hinterlegen

Bei einer Vertrauensperson oder einem Nachbarn, damit dein Haustier
versorgt wird.

Versicherungen prüfen

Sind OP- und Haftpflichtversicherung vorhanden?
Sind alle relevanten Policen auffindbar?

Betreuungsoptionen für längere Abwesenheiten

Gibt es eine Pension oder einen Sitter, der im Notfall einspringen kann?
Wie lange kann das Tier dort bleiben?

Erbrechtliche Regelung für das Haustier

Wer übernimmt dein Tier, falls dir langfristig etwas zustößt?
Kannst du eine finanzielle Absicherung für die Versorgung hinterlegen?

Mit dieser einfachen, aber wichtigen Planung kannst du sicherstellen, dass
dein Haustier in jeder Lebenslage gut versorgt ist – egal, was passiert.
Habt ihr euren Haustier-Notfallplan schon erstellt? Falls nicht, dann nehmt
euch die Zeit – euer Liebling wird es euch danken!

SCHLUSSWORT VON NILS

„Wir leben in einer Welt, die sich ständig verändert. Jeden Tag begegnen wir neuen Herausforderungen, Risiken und Unwägbarkeiten, die uns plötzlich und unerwartet treffen können. In dieser Unsicherheit bietet uns eine gut organisierte Vorsorge nicht nur Schutz, sondern vor allem Freiheit. Freiheit, das Leben in vollen Zügen zu genießen, ohne ständig an das Schlimmste denken zu müssen.

Es gibt viele Versicherungen, die uns vor verschiedensten Risiken schützen – sei es eine Lebensversicherung, eine Berufsunfähigkeitsversicherung oder eine Haftpflichtversicherung. Jede dieser Versicherungen spielt eine wichtige Rolle, aber einige sind besonders entscheidend, um uns in den wirklich schwierigen Momenten des Lebens abzusichern. Die Gesundheitsversorgung, die Vorsorge für den Fall einer Berufsunfähigkeit oder auch eine Absicherung für den Fall von Pflegebedürftigkeit sind Themen, die nicht vernachlässigt werden dürfen. Wenn wir uns auf diese wesentlichen Punkte konzentrieren und frühzeitig Vorsorge treffen, schaffen wir eine stabile Grundlage für uns und unsere Lieben.

Aber es geht nicht nur darum, sich auf Versicherungen zu verlassen. Wahre Sicherheit entsteht auch durch die Organisation des eigenen Lebens – durch die Vorbereitung auf den Fall der Fälle. Ein Testament, eine Vorsorgevollmacht und die richtige digitale Dokumentenverwaltung sind genauso wichtig wie jede Versicherungspolice. Sie geben uns nicht nur Sicherheit, sondern auch die Gewissheit, dass wir in jeder Situation gut vorbereitet sind und schnell handeln können, wenn es darauf ankommt.

Gerade in Krisenzeiten haben wir gelernt, wie wichtig es ist, flexibel zu bleiben, anpassungsfähig zu sein und zu wissen, dass wir die Kontrolle über unser Leben zurückgewinnen können, selbst wenn das Leben uns überrascht. In diesem Zusammenhang ist es ein großes Privileg, eine Lösung wie Geras24 an der Seite zu haben, die uns nicht nur bei der Dokumentenverwaltung unterstützt, sondern uns auch die Freiheit gibt, jederzeit auf alles Wichtige zugreifen zu können.

Ich hoffe, dass dieses Buch dir dabei hilft, dich sicherer und freier zu fühlen. Denn wenn wir uns die Zeit nehmen, über diese Themen nachzudenken und die richtigen Maßnahmen zu ergreifen, können wir in einer unsicheren Welt ruhig schlafen und mit Zuversicht in die Zukunft blicken."

SCHLUSSWORT VON TORSTEN

„Wenn ich eines aus den vielen Erfahrungen, die das Leben mir beschert hat, sagen kann, dann ist es das: Die Familie ist das Wichtigste, was wir schützen sollten. Die Menschen, die uns am nächsten stehen, die mit uns durch Höhen und Tiefen gehen – sie sind die wahre Sicherheit im Leben. Doch diese Sicherheit ist nicht selbstverständlich. Sie muss geschützt werden, nicht nur durch Liebe und Fürsorge, sondern auch durch konkrete Maßnahmen, die im Ernstfall den Unterschied machen können.

Ich habe am eigenen Leib erfahren, wie schnell etwas passieren kann, das uns aus der Bahn wirft. Der Brand in unserem Haus war ein Wendepunkt – er hat mir gezeigt, wie fragil die Sicherheit im Leben sein kann, wenn wir uns nicht rechtzeitig um die richtigen Vorkehrungen kümmern. Wir mussten alles von Grund auf wieder aufbauen und viele wichtige Dokumente und Erinnerungen waren für immer verloren. Das war eine der schwierigsten Erfahrungen, die ich je gemacht habe.

Doch genau aus dieser Erfahrung heraus entstand meine Leidenschaft, sicherzustellen, dass meine Familie im Falle eines Falles schnell und ohne unnötige Hürden handeln kann. Heute weiß ich, dass es nicht nur um die physischen Dinge geht – es geht um das Vertrauen und die Vorbereitungen, die wir treffen, um das Leben unserer Liebsten zu schützen. Mit Geras24 habe ich eine Lösung gefunden, die uns nicht nur Sicherheit bietet, sondern auch die Möglichkeit, jederzeit zu reagieren, wenn es notwendig ist.

Wir können uns nie sicher sein, was die Zukunft bringt, aber wir können sicherstellen, dass wir alles tun, um unsere Familie zu schützen und gut vorbereitet zu sein. Diese Sicherheit gibt uns Freiheit – die Freiheit, das Leben zu genießen, ohne ständig an das Unvorhergesehene zu denken. Ich möchte dich ermutigen, diesen Schritt zu gehen, für dich und für die Menschen, die dir am meisten bedeuten. Sie sind es wert, dass du alles tust, um sie zu schützen."

„Stell dir vor, gestern wäre etwas Schlimmes passiert. Du hattest einen Unfall und musst nun für 10 Monate ins Krankenhaus. Was bleibt dann für deine Liebsten? Habst du finanziellen Schutz? Hast du Zugriff auf alle wichtigen Unterlagen? Und was passiert im Fall der Fälle, wenn es keine klare Regelung gibt, wer ist es der Entscheidungen für dich trifft?

Genau hier kommt Geras24 ins Spiel. Mit Geras24 kannst du sicherstellen, dass deine Familie jederzeit Zugriff auf die nötigen Informationen hat und bestens vorbereitet ist. Durch die einfache Verwaltung deiner wichtigen Dokumente, wie Versicherungsunterlagen, Vollmachten und mehr, wirst du nicht nur finanziell abgesichert, sondern auch rechtlich. Unsere positiven Ratgeber und unsere jahrelange Erfahrung begleiten dich, all diese Themen jetzt zu regeln – damit du und deine Liebsten nicht nur sicher, sondern auch entspannt in die Zukunft blicken können.

Warte nicht, bis es zu spät ist. Nutze die Gelegenheit, heute die richtigen Entscheidungen zu treffen und die Sicherheit zu schaffen, die du und deine Familie verdienen. Besuche jetzt www.geras24.de und starte deine Reise zu einem besser organisierten und abgesicherten Leben."